SUR UN CAS

DE

PHTHISIE CONSÉCUTIVE A UNE HÉMOPTYSIE

(PHTHISIS AB HEMOPTOE)

INTERPRÉTATION DU PHÉNOMÈNE

PAR

Le Dr Humbert MOLLIÈRE

Médecin des hôpitaux.

*Communication faite à la Société des Sciences médicales
de Lyon.*

LYON

ASSOCIATION TYPOGRAPHIQUE

T. Giraud, rue de la Barre. 12.

1882

SUR UN CAS

DE

PHTHISIE CONSÉCUTIVE A UNE HÉMOPTYSIE

(PHTHISIS AB HEMOPTOE)

SUR UN CAS

DE

PHTHISIE CONSÉCUTIVE A UNE HÉMOPTYSIE

(PHTHISIS AB HEMOPTOE)

INTERPRÉTATION DU PHÉNOMÈNE

PAR

Le Dʳ Humbert MOLLIÈRE

Médecin des hôpitaux.

*Communication faite à la Société des Sciences médicales
de Lyon.*

LYON

ASSOCIATION TYPOGRAPHIQUE

T. GIRAUD, rue de la Barre, 12.

1882

SUR UN CAS

DE

PHTHISIE CONSÉCUTIVE A UNE HÉMOPTYSIE

(PHTHISIS AB HEMOPTOE)

INTERPRÉTATION DU PHÉNOMÈNE

Quand on parcourt les auteurs du siècle dernier qui se sont plus particulièrement occupés de la tuberculose pulmonaire, on est tout étonné de leur voir considérer l'hémoptysie comme l'une des causes prochaines les plus efficaces du développement de cette affection. Partant du vieil adage hippocratique qui veut que « le vomissement du sang produise la phthisie », ils ont cru reconnaître dans les faits la vérification de cette opinion : de là leur unanimité sur ce point. Morton, pour citer en première ligne le plus illustre d'entre eux, prétend qu'on peut voir dans l'immense majorité des cas l'hémoptysie suivie de phthisie pulmonaire ; aussi, ajoute-t-il, « le médecin *prudent et sage* doit–il avertir à *temps* le malade de cette éventualité menaçante et chercher tous les moyens possibles de prévenir une issue presque fatale. »

Fr. Hoffmann, Herbert Barry et Leidenfrost ont tenu, sauf quelques variantes de peu d'importance, un langage analogue. Le titre même de la dissertation de ce dernier (*De illâ hœmoptisi quam phthisis sequi solet*) nous donne la

mesure de l'opinion généralement admise à l'époque. Enfin
Baumes, dont les recherches consciencieuses appartiennent
presqu'à notre temps, crut devoir développer plus large-
ment encore ce thème, devenu classique, et a répondu de la
sorte aux exigences de plus en plus grandes d'une séméio-
logie rigoureuse.

Mais la découverte de l'auscultation vint singulièrement
restreindre ce rôle prédominant de l'hémorrhagie bronchique
dans le développement de la phthisie. Laennec crut devoir
nier tout enchaînement des deux processus, et il soutint, non
sans grandes raisons, qu'on prenait autrefois l'effet pour la
cause, erreur d'autant plus excusable, dans l'espèce, que cette
dernière avait été jusqu'alors soustraite à nos moyens d'in-
vestigation. Il ne pouvait en être différemment avec la manière dont il envisageait la genèse du tubercule. Pseudo-
plasme hétéromorphe, véritable champignon greffé dans
l'économie, affection spécifique par excellence, le tubercule
ne pouvait en aucune façon dériver de l'inflammation.

Quels désordres pouvait donc alors produire, dans les pe-
tites bronches ou les alvéoles, la présence d'un peu de sang,
susceptible de se résorber en quelques heures ou d'être éli-
miné par l'expectoration ? Aussi bien les anciens durent-ils
s'incliner à leur tour devant les faits mieux observés ; et ceux
qui, à l'époque, tenaient le haut pas dans la science adoptè-
rent-ils sans réserve les opinions du maître. M. Andral ne
voit dans l'hémoptysie qu'une preuve de la présence des tubercules dans le poumon, et il va jusqu'à nier la phthisie
d'origine traumatique. Quant à M. Louis, il ne trouve même
pas l'occasion d'en parler. Ce silence devait se prolonger
longtemps, et ce n'est guère qu'à notre époque, vers 1867,
date du mémoire resté célèbre du professeur Niemeyer, que

le rôle de l'hémorrhagie pulmonaire fut invoqué de nouveau pour l'explication de certains faits. Mais aussi les doctrines générales sur la maladie avaient changé, l'unité de la tuberculose était contestée, et les révélations du microscope aussi bien que les enseignements de la clinique commençaient à montrer l'importance des phénomènes irritatifs dans la genèse des produits morbides. D'après M. le professeur Lépine (1), qui a consacré à ce sujet plusieurs pages fort intéressantes de critique et de bibliographie, la vieille doctrine a pris de nos jours, en Angleterre et en Allemagne, un nouvel essor, et des hommes tels que Bäumler, Weber et Burdon-Sanderson lui ont apporté le contingent de leurs compétences variées. Il n'en a pas été pourtant de même dans notre pays, où la majorité des médecins, après deux discussions célèbres, est restée fidèle aux doctrines unicistes de Laennec. Nous ne pouvons guère citer que M. Jaccoud qui ait conservé quelques tendances au dualisme, et déjà, dans ses annotations aux cliniques de Graves, il admettait que quelquefois les crachements de sang peuvent influer sur le développement des tubercules. Quelques années plus tard et abstraction faite de toute vue doctrinale, M. Colin, du Val-de-Grâce, publiait quelques observations favorables à cette opinion, et notre collègue le docteur E. Clément en rapporta quelques autres dans sa thèse inaugurale (2). En 1873, M. le professeur Teissier (*Lyon Médical*, t. XII, p. 10) reprend la question dès son origine et, s'appuyant sur un certain nombre de

(1) Lépine, *De la pneumonie caséeuse*, thèse d'agrégation, page 39 et suiv., 1872.

(2) Clément, *Des accidents hémorrhagiques de la phthisie pulmonaire*, thèse inaug., Paris, 1868.

faits très-intéressants, il se croit en droit d'en tirer une série de conclusions qu'on peut résumer en ces termes :

L'influence des hémorrhagies bronchiques sur le développement de la phthisie pulmonaire peut être nulle ou très-puissante, suivant les dispositions constitutionnelles des sujets. Chez les individus parfaitement indemnes de tout état diathésique, le crachement de sang peut ne pas avoir de conséquence fâcheuse ; mais chez un sujet prédisposé, une broncho-hémorrhagie, même accidentelle ou traumatique, est capable de produire un mouvement congestif avec exhalations sanguines et irritation, qui amènera plus tard l'induration pulmonaire. C'est la question de diathèse ou prédisposition qui domine tout le problème. Quelle que soit la valeur des observations apportées à l'appui de cette opinion, elles me paraissent pourtant passibles d'une interprétation différente. Je crains qu'elle ne tienne pas suffisamment compte de la possibilité de lésions cachées, souvent très-anciennes, dont l'hémoptysie n'est alors que la simple manifestation symptomatique. Cet accident n'a en réalité aucune influence sur le processus anatomique ultérieur, dont elle n'a fait que révéler l'existence ou même simplement le début. En d'autres termes, il est plausible d'admettre que, dans bon nombre de cas, le tubercule préexistant détermine à un moment donné, et sous des influences multiples dont notre observation va révéler l'importance, des hémoptysies par raptus ou afflux sanguin ; mais que cette congestion temporaire est incapable, soit par elle-même, soit par la présence des caillots, de donner naissance par simple irritation à des produits spécifiques qui n'existaient pas auparavant. Comme preuve à l'appui, je citerai la relation de ces autopsies de sujets en apparence bien portants dont les poumons sont farcis de granulations semi-transparentes à l'état de crudité et chez lesquels un crachement de sang est toujours le signal du ramollissement définitif. La plupart des observations de phthisies *ab hemoptoe* rapportées par les auteurs me paraissent manquer par leur base, car jamais il n'est possible de vérifier d'une manière absolument certaine l'état du poumon antérieur ou contemporain de l'accident. La présence du sang dans les bronches fausse en partie les résultats de l'auscultation, et l'existence de tubercules à leur début est elle-même entourée de beaucoup d'obscurités. Ces objections, ne s'appliquent qu'aux phthisies consécutives aux hémoptysies et non point à celles de même espèce, d'origine traumatique, que M. Teissier et les chirurgiens nous ont si bien fait connaître, et dont l'existence est hors de contestation à l'heure qu'il est. Car ici la contusion de l'organe doit avoir, au point de vue anatomique, des conséquences autrement plus sérieuses qu'une congestion momentanée et l'épanchement de quelques grammes de sang dans les alvéoles.

De cette discussion il résulte, pour nous, que l'influence d'une broncho-hémorrhagie sur le développement rapide de la phthisie pulmonaire n'est pas démontrée jusqu'à présent. Des sujets qui nous paraissent jouir d'une santé parfaite sont souvent porteurs de lésions qui n'ont pas encore révélé leur existence par des symptômes. Lors de leur première hémoptysie, ils ont déjà les poumons farcis de tubercules, et ce sont ces tubercules qui, comme corps étrangers, ont déterminé la congestion qui aboutit à la rupture des petits vaisseaux. Loin d'être la cause de la dégénérescence tuberculeuse des poumons, l'hémoptysie, en pareil cas, comme toujours, en est encore ici la première manifestation.

Le hasard m'ayant permis de pratiquer l'autopsie d'une

malade qui venait, en pleine santé et sans cause sérieuse, d'avoir une hémoptysie très-abondante et qui succombait peu de jours après à l'ensemble des symptômes de la granulie aiguë à forme asphyxique, j'ai cru que cette observation pouvait jeter quelque lumière sur une question de doctrine encore discutée et justifier le mécanisme que je viens d'indiquer ; d'autant plus qu'il ne m'a pas été donné d'en rencontrer d'autres où la vérification anatomique ait suivi d'aussi près le début des accidents. La voici telle que nous l'avons rédigée à l'aide des notes qui nous ont été remises par M. Imbert, interne des hôpitaux.

Le 18 janvier 1881 je recevais dans mon service, salle des Troisièmes-Femmes, n° 70, la nommée L. M..., née à Seyssel (Ain), exerçant la profession d'ourdisseuse et âgée de 15 ans et demi. Quoique d'une apparence très–robuste, cette jeune fille présente plusieurs des attributs du tempérament lymphatique : peau blanche et fine doublée d'un pannicule adipeux très-abondant avec épaississement caractéristique de la lèvre supérieure. Cependant on ne trouve pas de ganglions engorgés dans la région cervicale. Les antécédents héréditaires, d'autre part, sont excellents ; le père et la mère sont en bonne santé, et cette dernière, qui est venue assister son enfant, a toutes les allures d'une solide paysanne. Comme maladie antérieure nous n'avons à mentionner que la rougeole contractée à l'âge de sept ans.

Elle a toujours joui d'une bonne santé : elle a été réglée à treize ans et demi, la menstruation a toujours été régulière mais peu abondante.

Arrivée à Lyon il y a quatre mois seulement pour appren-

dre le métier d'ourdisseuse, elle habite chez un parent qui la
nourrit fort bien. L'habitation est saine, élevée : elle couche
avec une compagne qui se porte bien et ne tousse pas. Le
2 janvier elle fait une chute légère dans un escalier.

Ses dernières règles ont été très-peu abondantes et ont
précédé de deux jours le début de la maladie qui nous l'amène.

Trois jours, en effet, après l'accident dont nous venons de
parler, elle a commencé à tousser et a eu des épistaxis. Le
6 janvier, toux violente accompagnée d'hémoptysies asssez
abondantes. Depuis cette époque, elle tousse continuelle-
ment, mais surtout le soir et pendant la nuit, et crache du
sang en assez grande quantité. Un confrère distingué
appelé auprès d'elle s'arrête à l'idée d'une hémorrhagie
supplémentaire des règles et la fait admettre dans notre
service.

A son entrée, son aspect extérieur ne révèle pas la gravité
de son état. Elle prétend que son travail ne la fatigue pas :
depuis le début de la maladie, elle n'a ni maigri ni perdu ses
forces.

Elle attire immédiatement l'attention sur son crachoir, qui
est plein de sang rutilant, et ne se plaint en somme que des
hémoptysies qui sont plutôt pour elle une gêne qu'une souf-
france. Elle tousse très-peu et n'a pas de point de côté.

L'appétit est conservé ; pas d'insomnie, pas de sueurs noc-
turnes.

A l'auscultation du poumon on ne trouve que quelques
gros râles muqueux du côté gauche, dus sans doute à la
présence du sang dans les bronches. On ne trouve absolument
rien d'anormal du côté droit, rien non plus d'anormal à la
percussion. En présence de pareils résultats d'un examen
très-minutieux, nous écartons tout d'abord l'idée de tubercu-

lisation pulmonaire et nous nous rangeons à la manière de voir de notre ami, tout en tenant compte pour le pronostic des surprises que nous réservent souvent les cas de ce genre.

Cependant les hémoptysies persistent les jours suivants en dépit de l'emploi répété de tous les hémostatiques (ratanhia, acide sulfurique, eau de Léchelle). Le 20 janvier, nous notons l'existence de râles sous-crépitants dans toute l'étendue du poumon gauche.

25 janvier. Les jours suivants, les mêmes râles existent toujours, mais sont plus intenses et plus nombreux au niveau de l'omoplate gauche. La malade commence à avoir de la dyspnée. L'expectoration est très-spumeuse mais non purulente, toujours légèrement teintée de sang.

A dater de ce moment la température s'élève, ainsi qu'on peut le voir sur le tracé. De 38 (voir le tracé ci-contre) elle monte graduellement jusqu'à 40 et au-delà. Seule, l'administration du tartre stibié, suivant la méthode de Fonssagrives, amène un abaissement, mais passager toutefois ; aussi croyons-nous devoir abandonner cette médication.

1er février. On trouve des râles sous-crépitants de même caractère à la base du poumon droit. L'oppression est assez grande, sueurs continues, perte d'appétit complète, lèvres cyanosées. La dyspnée devient de plus en plus grande, cyanose légère de la face, température exagérée. Pourtant pas d'amaigrissement notable. Les crachats ne contiennent plus aucune trace de sang. L'expectoration, d'ailleurs, est toujours aussi abondante et spumeuse.

Le 8 février on constate des râles sous-crépitants dans tout le poumon droit, surtout au sommet et à la partie inférieure. La dyspnée est extrême et la mort a lieu le 10 sans que la malade ait obtenu la moindre rémission de tous ces symptômes. On avait administré la digitale, l'ipéca, le sulfate de quinine et appliqué des vésicatoires.

L'autopsie pratiquée dans les délais voulus a donné les résultats suivants :

Toutes les lésions sont localisées au poumon. La mort a eu lieu en systole et il y a une grande quantité de caillots noirs dans le cœur droit.

Poumon gauche. On trouve au sommet une caverne de la grosseur d'une noix ordinaire entourée d'un tissu induré et paraissant très-ancienne, car elle est tapissée d'une membrane lisse et ne contient pas de substance caséeuse.

Dans tout le reste du poumon on trouve un semis de granulations miliaires innombrables ; un peu moins cependant à la base qu'à la partie moyenne et au sommet. L'organe présente à la coupe un aspect granité qui s'accentue les heures suivantes au contact de l'air. En somme, ce poumon est entièrement farci de tubercules crus, durs au toucher, sans qu'un seul ait atteint la période de ramollissement. Il n'y a pas une goutte de pus ni de substance caséeuse.

Dans le poumon droit, pas trace de caverne : mêmes granulations tuberculeuses que dans le gauche, mais moins abondantes. Elles siégent surtout à la base ; mais on en trouve aussi au sommet. Aucune adhérence du poumon aux parois costales.

Ajoutons pour terminer que l'examen histologique des produits morbides a été fait. Il s'agissait de granulations semi-transparentes types à leur période de crudité.

Cette observation, comme on le voit, est très-démonstrative. Voici une jeune fille un peu lymphatique, mais jouissant de tous les attributs de la santé, qui, à l'époque de ses règles,

se met à cracher le sang. Puis la fièvre s'allume, les phénomènes dyspnéiques s'accentuent et elle succombe en peu de
jours.

Une lésion très-ancienne et très-limitée d'un sommet avait,
suivant le mécanisme démontré par Buhl, produit par infec-
tion le semis de granulations semi-transparentes dont les
deux poumons étaient farcis.

Supposons, comme cela est de règle, que cette lésion secon-
daire se fût localisée à un seul lobe ou aux deux sommets
exclusivement ; notre malade, par le fait même de ce processus aigu, devenait une phthisique vulgaire, et ne succombait
qu'au bout de plusieurs mois aux progrès de la cachexie.
Nul doute que, pour certains observateurs, l'hémorrhagie
bronchique n'eût été la cause première de pareils accidents.
Tout ceci prouve encore une fois de plus que des lésions
tuberculeuses très-étendues peuvent non-seulement ne se
manifester par aucun trouble extérieur, mais même échap-
per aux investigations les plus minutieuses.

L.M. — HÔTEL-DIEU — Salle des 3e Femmes — No 70 (Temp. rectale)

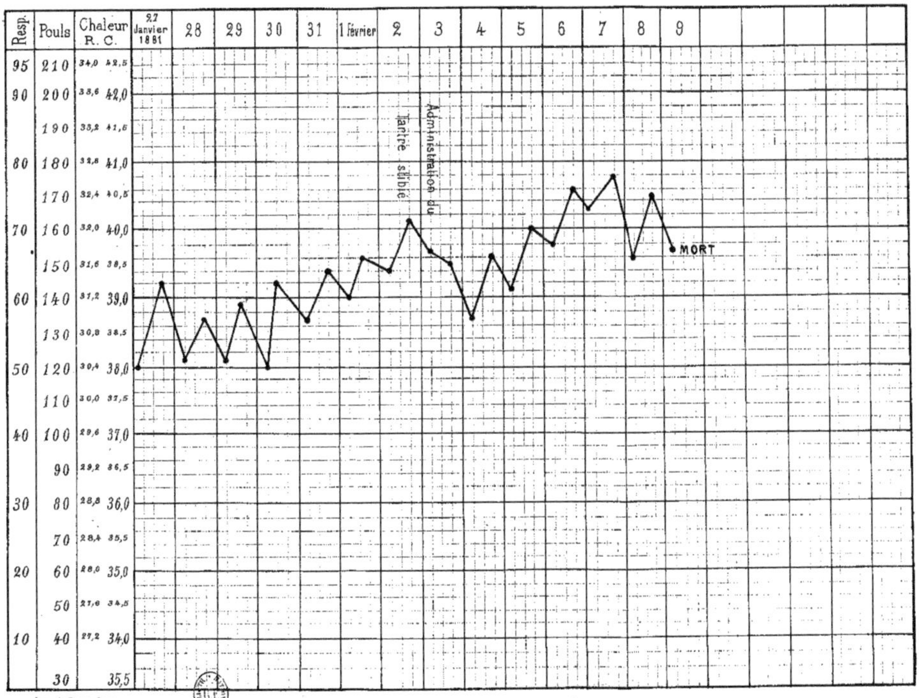
Resp.
Pouls
Chaleur R. C.
27 Janvier 1881
28
29
30
31
1 février
2
3
4
5
6
7
8
9
Administration du tartre stibié
MORT
95 210 34,0 42,5
90 200 33,6 42,0
190 33,2 41,5
80 180 32,8 41,0
170 32,4 40,5
70 160 32,0 40,0
150 31,6 39,5
60 140 31,2 39,0
130 30,8 38,5
50 120 30,4 38,0
110 30,0 37,5
40 100 29,6 37,0
90 29,2 36,5
30 80 28,8 36,0
70 28,4 35,5
20 60 28,0 35,0
50 27,6 34,5
10 40 27,2 34,0
30 35,5

Imp. A. Roux, Lyon,